www.ingramcontent.com/pod-product-compliance
Lightning Source LLC
Chambersburg PA
CBHW070251220526
45465CB00004B/1585
9798609158666